Te $\frac{111}{3}$

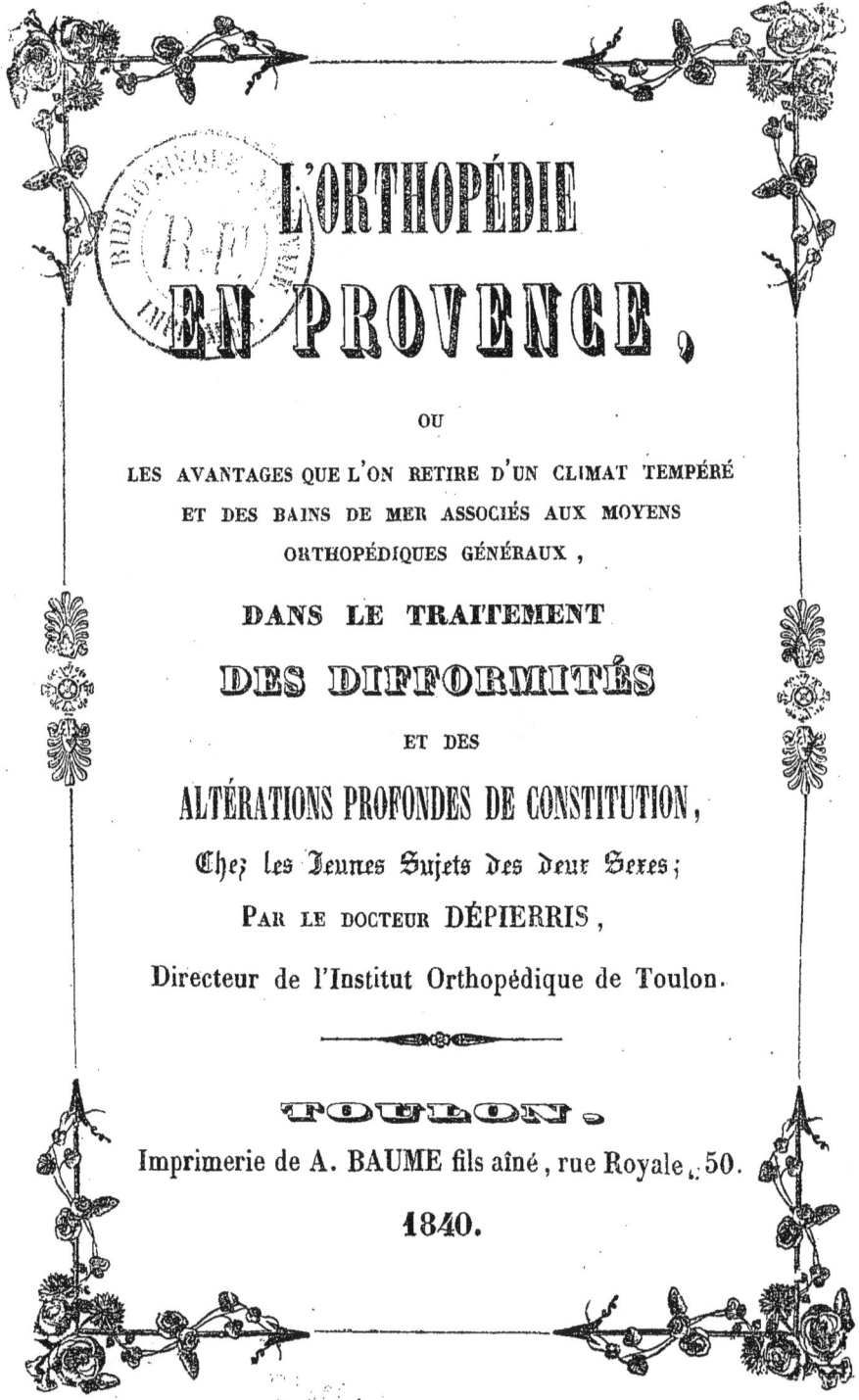

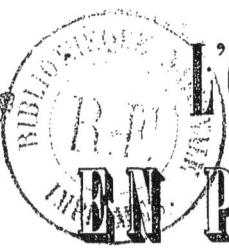

L'ORTHOPÉDIE EN PROVENCE,

OU

LES AVANTAGES QUE L'ON RETIRE D'UN CLIMAT TEMPÉRÉ
ET DES BAINS DE MER ASSOCIÉS AUX MOYENS
ORTHOPÉDIQUES GÉNÉRAUX,

DANS LE TRAITEMENT

DES DIFFORMITÉS

ET DES

ALTÉRATIONS PROFONDES DE CONSTITUTION,

Chez les Jeunes Sujets des deux Sexes;

PAR LE DOCTEUR DÉPIERRIS,

Directeur de l'Institut Orthopédique de Toulon.

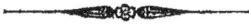

TOULON.

Imprimerie de A. BAUME fils aîné, rue Royale, 50.

1840.

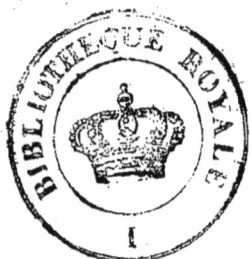

L'ORTHOPÉDIE

EN

PROVENCE.

L'Orthopédie, cette science qui a pour but de ramener à leur état normal les conformations vicieuses qu'apportent les enfans en entrant dans la vie, ou qu'ils contractent dans les premières années de leur développement, est, sans contredit, une des parties les plus importantes de l'art de guérir. Trouver les moyens d'arrêter chez les hommes ces mutilations, ces malformations osseuses surtout qui tendent à détériorer notre espèce en se multipliant par la génération, a fixé, dans toutes les époques, l'attention des médecins. Mais malheureusement l'Orthopédie s'est ressentie long-temps de l'enfance de la chirurgie.

Les hommes de l'art, dédaigneux de l'emploi des moyens mécaniques et de la spécialité qu'elle nécessitait, la laissèrent au
domaine de la seule industrie ; et aujourd'hui même, à Paris,
à côté d'établissements que dirigent des médecins de beaucoup de mérite, on voit l'Orthopédie traitée par des mécani-
ciens et des bandagistes.

Aussi cette science, conduite par un empirisme aveugle, a
eu si fréquemment des suites insignifiantes ou funestes, que
souvent on l'a mise en doute, et que même on s'est refusé
de lui croire une efficacité réelle. Pour arriver à des résultats avantageux et durables, c'est qu'il fallait plus que des
moyens mécaniques : il fallait associer à l'extension et à la
pression des machines les soins opportuns et assidus d'une
médecine éclairée. C'était là le défaut capital de nos institutions orthopédiques en France, où, aujourd'hui même,
au milieu d'un grand nombre, on n'en compte que quelques unes de dirigées par des médecins. Où chercher
ailleurs la cause des insuccès et des récidives qui fesaient
si souvent tourner à pure perte la résignation des malades et les sacrifices des parents ?

Allonger, à l'aide d'appareils convenables, une colonne
épinière déviée, ne doit point être regardé comme un ré-
sultat en orthopédie ; c'est à peine le premier pas du traitement. La difficulté est de créer dans l'individu une force
naturelle et neuve de solidité ou d'équilibre, qui, les moyens
artificiels étant supprimés, maintienne dans leur état normal
les parties que la maladie en avait éloignées. Dans la théra-
peutique des déviations, de même que pour toutes les maladies, la première indication à remplir est l'éloignement
des causes qui les ont produites ; et l'extension mécanique
était bien loin d'arriver à ce but. Dans les difformités, la
cause la plus commune et la plus énergique est la consti-

tution. Tant qu'elle n'est pas favorable, elle lutte avec opiniâtreté contre la guérison, toujours l'entrave ou la menace. Une observation que nous avons faite et qui vient encore à l'appui de cette assertion, c'est que toutes les fois que le tempérament n'a pas été assez profondément modifié dans le traitement orthopédique, les sujets sont exposés à des récidives qui ne manquent pas de paraître, dans les occasions de la vie capables de développer la constitution lymphatique. Et quand nous nous sommes demandé pourquoi la grossesse était la plus commune de toutes les causes de rechute chez les jeunes femmes qui avaient subi un traitement orthopédique, nous nous sommes rendu compte que, pendant la gestation, il s'opérait chez la femme des modifications nécessaires à ce nouvel état, qui exaltaient en elle le système lymphatique, appauvrissaient le sang, déprimaient la tonicité organique et les forces, et la ramenaient ainsi, momentanément, dans des conditions favorables à la production des difformités.

Il n'en est pas ainsi, au contraire, quand, par l'âge de la puberté ou par l'emploi d'une médication convenable, il s'est opéré dans l'organisme une réaction favorable. Toute l'économie a pris une nouvelle vigueur qui la soutient et résiste aux causes accidentelles d'affaiblissement et de lymphatisation.

Les modifications du tempérament ont donc une connexion intime avec la production des difformités et leur rétablissement dans un état normal ; et l'orthopédie, pour être utile et réellement exempte des reproches qu'on lui a justement adressés, doit puiser ses principales ressources dans les moyens d'améliorer la constitution des enfans affaiblis et difformes.

Tels sont les réflexions et les faits qui nous ont donné la première idée de recourir, pour le traitement des affections qui sont du ressort de l'Orthopédie, aux moyens les plus puissants de modifier, au profit des malades, leur constitution appauvrie. Obligés d'avouer devant l'expérience l'insuffisance des ressources ordinaires de la médecine, de l'hygiène et de la gymnastique, nous nous sommes retranchés dans l'opinion unanime des médecins de toutes les époques. Nous avons eu recours aux influences salutaires des bains de mer, sous le plus tempéré de tous nos climats ; et nous avons fondé en Provence, sur le bord de la Méditerranée, un établissement qui ne laisse plus rien à désirer sur les élémens de succès dont les résultats de tous les jours confirment de plus en plus l'heureuse combinaison.

Nous ne dirons pas tout ce que peut contre les maladies, en général, un climat doux et tempéré. Nous laisserons parler, à ce sujet, une de nos célébrités médicales contemporaines. Voici ce que dit M. Rostan de ce climat favorable où nous avons fondé notre établissement. « Dans «cette température douce, objet de tous nos désirs, rêve «continuel des poëtes de tous les âges, la digestion est fa- « cile et régulière ; elle fournit à tout le système les élé- « mens convenables pour une nutrition très active. Les con- « tractions du cœur sont vives et fréquentes, l'impulsion ar- « térielle est forte, le cours du sang rapide, les capillaires « sont doués d'énergie, leur tonicité, leur contractilité sont « prononcées. La nutrition dont il faut bien se garder de « juger l'activité d'après l'embonpoint des individus, la nu- « trition est alors développée, la force assimilatrice est ac- « tive, le sang est riche en matériaux nutritifs, il est épais, « vermeil, écumeux, concrescible ; les sensations sont vives, « les impressions profondes et pourtant variées ; les idées de

« plaisir et de gaîté dominent l'homme ; il vit alors d'espé-
« rance. Cette condition de l'air sera favorable aux enfans
« et aux vieillards , aux personnes faibles et douées d'un
«tempérament lymphatique. Les individus affectés de mala-
« dies chroniques , de scrophules , de rachitisme , de scor-
« but , etc. , etc. , en recevront une salutaire influence. Cette
« heureuse température, la plus désirable de toutes , est aussi
« la plus saine , la moins nuisible. Dans aucune circonstan-
« ce , il ne faut rechercher à la modifier, et c'est à la pro-
« duire qu'il faut diriger tous nos efforts. »

Et en effet , ce sont ces priviléges que réunit surtout
cette partie de la Provence étendue dans tout le littoral
du département du Var , qui la rendent toujours chère aux
convalescens. Ils viennent y chercher la santé et une espé-
rance de vie qu'ils n'avaient plus sous leur climat natal.
C'est là que se rend chaque année une partie des nombreuses migrations de malades qui partent de nos villes
populeuses. Les Anglais principalement y viennent , en famille , se rétablir des ravages que fait à leur constitution , la
brumeuse et froide atmosphère de leur pays.

La Provence ne plaît pas seulement par là beauté de
son climat ; le sol accidenté et pittoresque en est fertilisé par
une eau pure et salutaire. Sa végétation toujours fraîche
offre , par sa nature et sa variété , l'aspect de la transition des
pays tempérés aux climats méridionaux. Les plantes y sont
riches en essence , l'oranger ne demande plus pour y pros-
pérer la chaleur artificielle de nos serres. Les fruits et les
plantes potagères , si éphémères sous le climat de Paris , s'y
reproduisent toute l'année , sans interruption et sans art.
Les pluies , bien qu'abondantes , y sont rares et de quelques
heures , les jours y sont presque sans brouillards et sans
nuages , les nuits , fraîchement humides , y sont belles d'é-
clat , de pureté et de mélancolie.

Aussi, avec tant d'élémens de santé et de vie, les maladies sont-elles beaucoup moins communes sur les bords de
la Méditerranée que dans tous les autres points de la France.
On y rencontre beaucoup plus rarement qu'ailleurs la constitution lymphatique, les affections scrophuleuses, l'arthri-
tis, les tubercules, etc., causes si communes des souf-
frances, des difformités et de la mort de tant d'enfans, dans
le premier âge de la vie. Les tempéramens qui y prédo-
minent sont le nerveux et le sanguin. Les enfans y sont
agiles, spirituels ; leur corps assez développé en volume,
l'est beaucoup plus en forces. Leur teint brun, coloré et
vif ne présente aucuns des caractères de la mollesse lymphatique.

Toutes ces heureuses dispositions ne peuvent être attri-
buées qu'aux influences du climat, car il est bien démon-
tré aujourd'hui que les climats modifient tout ce qui vit,
et qu'ils conservent, améliorent ou font dégénérer les hommes, suivant qu'ils sont plus ou moins avantageux à notre organisation naturelle.

Les différentes modifications que notre tempérament
doit ressentir d'un nouveau climat sont d'autant plus
rapides et profondes que nous sommes plus jeunes. Aussi,
parmi les nombreux malades qui viennent, en Provence et
dans notre établissement, chercher une guérison qu'ils ne
pouvaient atteindre sous un ciel moins propice, nous voyons
tous les jours des enfans, sans énergie et sans vie, arrêtés
dans leur développement par des vices généraux de leur
organisation, sentir bientôt la salutaire influence de leur dé-
placement. Du moment où ils ont été soustraits aux causes locales qui entretenaient leur maladie, et qui usaient de
jour en jour leur organisation trop faible pour réagir sur
des élémens contre lesquels elle était constamment en lutte,

du moment où ils ont été placés dans des conditions atmosphériques moins contraires, et qu'ils ont ressenti l'action tonifiante de la lumière, d'un air pur et des bains de mer, de ce moment, dis-je, ils ont retrouvé une existence qui menaçait de s'éteindre ; leurs fonctions ont repris un équilibre qu'elles avaient perdu. Le sang puisant, dans ces nouvelles conditions de vie où se trouvaient les malades, des qualités que ne pouvait pas lui fournir une digestion difficile et incomplète, par suite de la faiblesse des organes de cette fonction, qui participaient à l'atonie générale, le sang a apporté à toute l'économie une alimentation plus riche. Le teint s'est animé, les suppurations se sont tarries, les engorgemens se sont résorbés, les altérations des os ont disparu, la constitution lymphatique a fait place à un tempérament plus heureux et propre à traverser, à l'avenir, avec avantage, le cours orageux de la vie.

Le changement qui frappe alors le plus et qui dénote au plus haut degré la crise favorable qui s'est opérée dans l'économie, c'est le développement rapide du corps, si les sujets n'ont pas dépassé l'âge où la croissance est encore possible. Les muscles prennent de l'énergie, les cavités osseuses, et principalement la poitrine, se dilatent ; tout l'organisme marche spontanément et sans trouble à sa révolution de puberté. Ce mouvement de croissance est un à-propos dont nous avons toujours avantageusement profité dans le redressement des difformités des os. Pour que l'allongement dont ces parties vont devenir le siége, puisse en effet s'opérer, la nature verse dans leur parenchyme une quantité de matières organiques proportionnellement plus grande que de substances terreuses ; les tissus osseux se trouvent donc, par ce fait, momentanément ramollis, ils deviennent plus faciles à courber dans les positions normales dont ils s'étaient écartés et où un nouveau travail d'ossification vient bien-

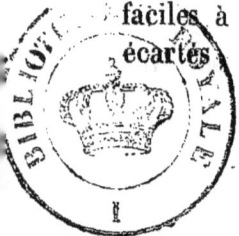

tôt consolider une guérison dont la nature a fourni presque tous les frais.

La nature , que nous savons ainsi faire servir à nos vues ,
est un puissant auxiliaire de nos succès. Et , hâtons-nous
de le dire , si notre établissement a sur les autres maisons
d'orthopédie des avantages incontestables , tant pour la ra-
pidité du traitement que pour la persistance de la guérison , ce n'est pas seulement à la supériorité de nos in-
novations mécaniques que nous l'attribuons , pas plus qu'à
l'usage que nous ne négligeons jamais de faire de tous les
moyens médicaux : c'est à la position favorable que nous
avons choisie et qui nous a permis de réunir, autant qu'il
est possible , les conditions les plus propices au rétablissement de nos malades.

Aujourd'hui l'Orthopédie n'est point une industrie oc-
culte : et bien qu'elle ne soit pas entièrement rentrée dans
la science à qui elle appartient , son utilité est plus sentie ,
et son application s'étend de jour en jour. Les travaux de
plusieurs médecins , les questions qui se sont soulevées à
diverses époques , à son sujet , dans le sein des Académies ,
ne laissent ni doute sur l'efficacité de l'orthopédie , ni rien
à désirer sur la spécification des effets à produire pour le
redressement des difformités. La mécanique de cette science
est un lieu commun où peuvent puiser également tous ceux
qui s'en occupent , et qui rend illusoire l'application préten-
due privilégiée de tel ou tel appareil. Dans l'état actuel
des choses , la supériorité des résultats , si l'on peut l'attri-
buer à la mécanique , ne s'y rattache que d'une manière
bien indirecte ; elle ne peut tout au plus dépendre que du
choix que l'on sait faire des différens moyens qui convien-
nent au traitement , suivant la nature des difformités , l'âge
des sujets , leur constitution , etc. ; et là , évidemment il

faut plus que de l'adresse, il faut de la médecine et la science de la dynamique humaine.

Mais un élément réel et de haute importance dont on n'avait pas encore tiré parti, pour les institutions orthopédiques, c'est, nous le répétons, le climat et la mer. Il nous manquait en France la réunion, dans un établissement, de ces deux puissants moyens orthopédiques que nous fournit la nature; nous l'avons cherchée sous le ciel délicieux de la Provence, aux rives de la Méditerranée; et c'est principalement à cette idée heureuse que nous devons les avantages de nos résultats.

Si nous avons sacrifié d'abord les intérêts particuliers que l'on trouve à créer de semblables institutions au milieu de populations nombreuses, ou dans des localités dont le climat est une source inépuisable de déformations humaines; par exemple, dans les contrées voisines des grands fleuves et des marais où le rachitisme et les affections tuberculeuses sont endémiques, au versant des hautes montagnes, ces éternels glaciers où languit la nature tout entière, pendant la plus grande partie de l'année, et où le goître marque du sceau du crétinisme les populations malheureuses qui les habitent; nous en sommes grandement récompensés par la réalisation du but d'utilité générale que nous nous sommes proposé. Tous les préjugés que l'on attache encore aux affections qui sont du ressort de l'orthopédie, obligent presque les parens à cacher au monde leurs enfans contrefaits : nécessité malheureuse, il est vrai, mais qui est dans le seul intérêt de l'établissement des jeunes personnes surtout atteintes de déviations. La distance, loin d'être un obstacle, n'est donc qu'un avantage de plus offert par notre institution; et les enfans qui doivent en retirer le plus de bienfaits sont principalement ceux dont la prédominance lymphatique, la constitution tuberculeuse, rachitique, et la tendance aux affections des os se sont développées sous l'influence des climats froids et humides des pays moins favorablement partagés que la Provence, pour la salubrité du ciel. Dailleurs les rares succès qu'obtient l'orthopédie, dans ces contrées, démontrent l'impossibilité d'y pratiquer cette science dont les efforts sont impuissans contre les causes topographiques de déformation, qui ne peuvent être écartées par l'emploi, même le plus rigoureux, des principes de l'hygiène.

Notre établissement est placé dans une de ces positions, dans un de ces sites dont la nature est bien avare sur le bord des mers. Ce n'est point un rempart de rochers nuds, battus par les vents et par l'eau, comme dans la rade de Marseille, par exemple, et dans ses environs. Ce n'est point une plage où la mer roule furieuse. C'est un paysage riche de végétation et de vie, placé sur la rade de Toulon, comme sur un petit lac. La mer y dort sur un lit de sable, où les enfans peuvent jouer en se livrant à l'exercice si favorable de la nage, dans des bains que la température de l'atmosphère et de l'eau leur permettrait de supporter plusieurs fois le jour, s'il était nécessaire. La chaleur d'été n'y est jamais excessive ; la mer est un modérateur puissant de l'ardeur du soleil. Et tandis qu'à quelques lieues seulement du littoral le thermomètre marque des degrés dont l'élévation est quelque fois incommode aux personnes habituées à des climats plus froids, le rivage a des brises douces et tempérées qui tendent à équilibrer la chaleur, entre la terre et la mer.

La propriété, bien qu'exactement close, doit aux accidens de son sol et à la disposition de ses bâtimens, l'aspect du point de vue le plus varié, le plus animé et le plus beau qu'il soit peut-être possible de voir. Est-il rien , en effet , de pittoresque comme la rade de Toulon , encadrée dans ses côtes de verdure et bordée de ses petites villes , de ses villages et de ses constructions maritimes ? Nos escadres y sont à l'ancre , tandis qu'autour d'elles une flotille d'embarcations s'agitte. Au nord sont des campagnes fertiles , fermées au fond par un massif de montagnes ; à l'est, Hyères , ses jardins d'orangers tant renommés et ses îles ; au sud , la pleine mer.

Au milieu de tant de mouvement , devant ces tableaux de marine si animés , si changeants , les enfans vivent sans ennui et sans monotonie. Là , plus de ces chagrins , plus de ces rêveries si naturelles aux personnes à constitution délicate et sous l'influence d'une maladie. Les enfans aiment leur nouvelle position où ils sont éloignés de leurs parens. Des distractions incessantes et toujours neuves leur font passer inaperçus les assujettissemens minutieux de leur traitement ; car , c'est en se récréant qu'ils se guérissent.

Lorsque l'intempérie de la saison ne permet pas la gymnastique et les promenades en plein air , de l'intérieur des dortoirs et des salles d'exercices aux appareils orthopédiques , leur vue suit tous les mouvemens de la rade. Elle s'arrête sur les vaisseaux qui manœuvrent , sur la barque d'un pêcheur tirant de l'eau ses filets ; elle suit la course d'un canot qui tend au vent ses voiles blanches et glisse en se balançant sur la mer.

Pendant les beaux jours, au contraire , si communs en Provence, les exercices et les jeux se font en plein air , à l'exposition de la lumière solaire dont la chaleur est tempérée par la verdure des arbres qui ne se dépouillent jamais de leur feuillage. Souvent des promenades sur mer , dans les canots de l'établissement , procurent aux enfans ces distractions salutaires, pendant lesquelles le mouvement de l'embarcation, qui roule sur la surface inégale de l'eau, est un puissant exercice d'équilibre, pour un très grand nombre de déviations de la colonne vertébrale. Pour donner un but à ces excursions sur la rade, tantôt on en fait une partie de pêche à la ligne ; tantôt on va, sur les grèves isolées, chercher dans les sables les coquilles que la mer y jette, et que les élèves s'amusent ensuite, dans l'établissement, à grouper en bouquets de fleurs ou autres petits agrémens.

Ce genre de distraction, où l'esprit et le corps sont constamment dans une bienfaisante activité, contribue d'une manière bien puissante à fortifier la constitution de nos jeunes malades. L'exercice modéré, l'air vif et pur de la mer, la gaîté des impressions développent l'appétit, facilitent la digestion et ramènent ainsi, aux conditions favorables à un rétablissement rapide et complet, des sujets chez qui il eût été à peine permis d'espérer quelque amélioration, dans l'état cachectique où ils nous sont souvent confiés.

L'équitation est aussi un moyen dont nous retirons de puissants avantages, chez plusieurs sujets débiles, apathiques, indolens qui, par la mollesse de leur constitution, éprouvent de la répugnance pour les mouvemens volontaires, ont une perversion capricieuse dans leur appétit, ou un dégoût prononcé pour les alimens.

Pour ranimer chez ces malades les forces musculaires dont l'atonie est la cause principale de leur fâcheux état, nous employons, aux exercices d'équitation, des petits chevaux privés, forts, dont la taille n'excède pas un mètre, et qu'il n'est pas rare de rencontrer dans les derniers degrés de l'espèce chevaline de la Corse. La petite taille et la douceur de leurs chevaux donnent à nos faibles cavaliers de la

confiance ; et bientôt cet exercice qui est devenu pour eux
un jeu de prédilection , développe leur vigueur musculaire
et leur agilité. Les mouvemens de la poitrine , plus actifs ,
améliorent les fonctions des poumons et du cœur , la digestion est plus facile et les nutritions plus parfaites.

C'est alors que commence , pour ces enfans , une révolution salutaire dans leur tempérament ; ils reprennent de la
gaîté , leur physionomie devient animée , d'immobile qu'elle
était ; leur intelligence se développe ; un équilibre favorable se rétablit dans toutes leurs fonctions : et les désordres
que la maladie avait occasionnés, dans leur organisation, deviennent plus faciles à réduire , par les moyens particuliers
employés dans notre établissement.

Une nourriture variée par la nature des alimens que nous
mettons tous nos soins à rendre conformes au goût de nos
malades et aux exigences de leur santé , est , pour nous , une
source d'amélioration réelle dans l'état des enfans. Ce qui
flatte le plus leur appétit , c'est la fraîcheur du poisson et
des coquillages de toute espèce que nous fournit la mer, avec
une abondance de tous les jours , et qui constituent une alimentation légère et tonique , dont la constitution ne tarde pas
à ressentir les bons effets. Un vin généreux , les fruits les
plus variés et les mieux goûtés sont les complémens les plus
indispensables des repas de l'établissement.

Quand la saison est belle , ces repas pris en plein air ,
sous des berceaux de verdure , donnent à cette réunion de
famille un agrément champêtre auquel se prêtent, on ne
peut mieux , tous les sites de la propriété. Car l'étendue
du terrain et la disposition en amphithéâtre de ses diverses cul-
tures font , de notre établissement, un château de plaisance ,
au milieu de bois , de vignes et de jardins baignés par la
mer , à peu de distance de Toulon.

DIRECTION

ET

Division de l'Établissement.

I. L'INSTITUT ORTHOPÉDIQUE DE TOULON est dirigé par M. le docteur DÉPIERRIS et par Mme P. VEDEAUX, en qui les jeunes demoiselles retrouvent tous ces petits soins de traitement que leur donnerait une mère. L'établissement est d'autant plus avantagé de cette association, que Mme VEDEAUX, versée par une longue expérience dans les méthodes orthopédiques auxquelles elle a fait faire d'utiles progrès, est déjà connue, dans le monde, par les sages conseils qu'elle a donnés aux dames, sur l'éducation physique des jeunes demoiselles, dans son TRAITÉ DES CORSETS, broch. in–8°, Paris.

Pour l'instruction littéraire, religieuse et morale, pour les arts d'agrément, le plan étendu de notre établissement ne laisse rien à désirer. Nous avons su réunir, au but hygiénique et médical, tous les avantages des maisons d'éducation supérieure.

II. Notre institut est divisé en deux grandes SECTIONS, pour les personnes des deux sexes qui y sont entièrement isolées.

Chacune de ces deux sections est subdivisée en deux SÉRIES, également isolées, dont la première comprend les enfans atteints de difformités, et la seconde, ceux dont la constitution est seulement affaiblie ou altérée par des maladies générales et profondes qui nécessitent des soins particuliers de médecine, d'hygiène et d'éducation physique, ainsi que des bains de mer ou de sable, dans un climat favorable à leur guérison.

AFFECTIONS TRAITÉES A L'INSTITUT.

§. I. Les différentes affections que l'on traite dans l'établissement et qui rentrent dans la première série de chaque section , sont :

A. Toutes les malformations provenant des os ou de leurs moyens d'union ; telles que : 1° Les courbures par ramollissement des os longs , dans les membres ; 2° Les difformités de la colonne vertébrale , de la poitrine , des épaules , des hanches ; 3° Les luxations et les diastases des articulations iléo-fémorales , qui rendent la marche impossible , pénible ou boiteuse ; 4° Les difformités des genoux , des pieds , des mains , etc. , etc.

B. Les rétractions exagérées et anormales des muscles , ou le manque d'équilibre dans les forces opposées de ces organes. Ces défectuosités produisent : 1° Le renversement de la tête sur la poitrine ou les épaules (torticolis) ; 2° La saillie trop prononcée de la partie postérieure de la poitrine (dos voûté), qui est souvent le premier degré de la caducité vertébrale antérieure, naturelle chez les vieillards ; 3° Les flexions des membres dans leurs grandes articulations et l'impossibilité de les mouvoir et de les étendre. Ces rétractions des membres , s'il n'existe pas d'ankylose complète , se guérissent radicalement, quelque soit l'âge des personnes et le degré de flexion des parties. Nous avons rendu à des malades l'usage de membres qui leur étaient inutiles et même les gênaient , par suite des rétractions qui les en avaient privés.

Pour compléter le cadre des affections qui peuvent être soignées dans un établissement d'orthopédie , en donnant à ce mot toute son extension, nous avons entrepris de traiter :

1°. Les déviations du globe de l'œil, qui donnent à la figure une expression désagréable (*le strabisme*). Il disparaît très souvent à l'aide d'exercices particuliers des muscles de l'œil et d'appareils optiques convenablement employés.

2°. *Le bégaiement.* Cette affection pénible, fût-elle à son plus haut degré, eût-elle persisté jusque dans un âge avancé, cède presque toujours, pour ne plus reparaître, à une méthode de gymnastique linguale convenablement appliquée, pendant quelques semaines seulement.

3°. Les divisions congéniales du voile du palais et des lèvres (*bec de lièvre*). Nous avons rendu la staphyloraphie d'une exécution facile, à l'aide de notre PORTE-SUTURE que les Académies et le public médical ont honoré de leur approbation.

4° Des enfans nés aveugles ont souvent vécu plusieurs années sans idée de la lumière. Une opération qu'une pratique spéciale nous a rendue facile, détruisant préalablement le vice de conformation intérieure de l'œil, permet à cet organe de commencer ses fonctions ; et quelques mois d'exercices d'optique, après l'opération, achèvent le perfectionnement d'un sens dont le malade semblait devoir être privé.

§. II. Dans la seconde série des deux sections de notre établissement, nous recevons tous les sujets, au dessous de quinze ans, atteints de maladies chroniques, quels qu'en soient le degré ou la nature.

POUR CONNAITRE LES CONDITIONS D'ADMISSION A L'INSTITUT,
OU POUR TOUT AUTRE RENSEIGNEMENT,
S'ADRESSER, *FRANCO*, AUX DIRECTEURS A TOULON.

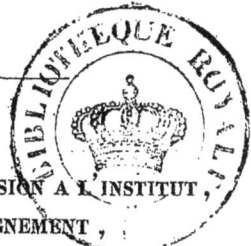

TRAITÉ

DES

CORSETS

OU

APERÇU SUR LEURS EFFETS PHYSIQUES,

LEURS INCONVÉNIENS, LEURS AVANTAGES;

A L'USAGE DES MÈRES DE FAMILLE;

PAR Mme P. VEDEAUX,

Directrice de l'Institut Orthopédique de Toulon.

Brochure in-8°, avec planches.

PRIX : 2 fr. 50.

PARIS,

LIBRAIRIE MÉDICALE DE LABÉ.

TOULON.

CHEZ L'AUTEUR.

1838.

ESSAI SUR LES MALADIES DES HOMMES DE LETTRES,

PAR LE DOCTEUR DÉPIERRIS.

Brochure in-4°, 1834. Chez l'Auteur.

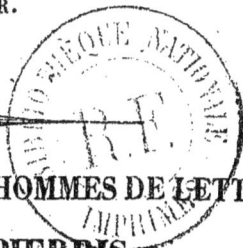

www.ingramcontent.com/pod-product-compliance
Lightning Source LLC
Chambersburg PA
CBHW050432210326
41520CB00019B/5902